L'ICHTHYOL

ET SES APPLICATIONS

PRINCIPALEMENT DANS L'ÉRYSIPÈLE

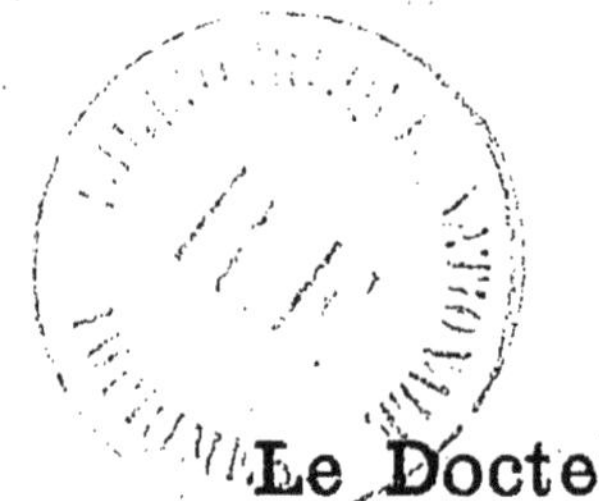

PAR

Le Docteur C. CAIREL

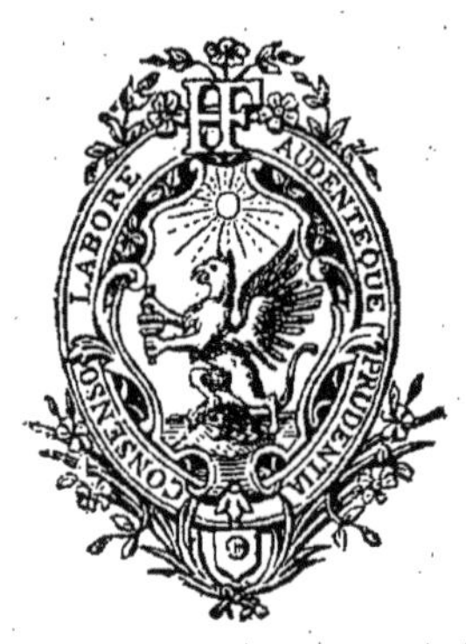

MONTPELLIER
IMPRIMERIE CENTRALE DU MIDI
(HAMELIN FRÈRES)

1896

L'ICHTHYOL

ET SES APPLICATIONS

PRINCIPALEMENT DANS L'ÉRYSIPÈLE

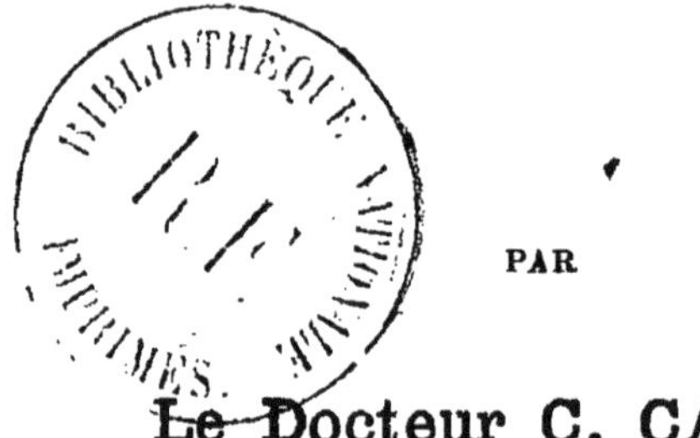

PAR

Le Docteur C. CAIREL

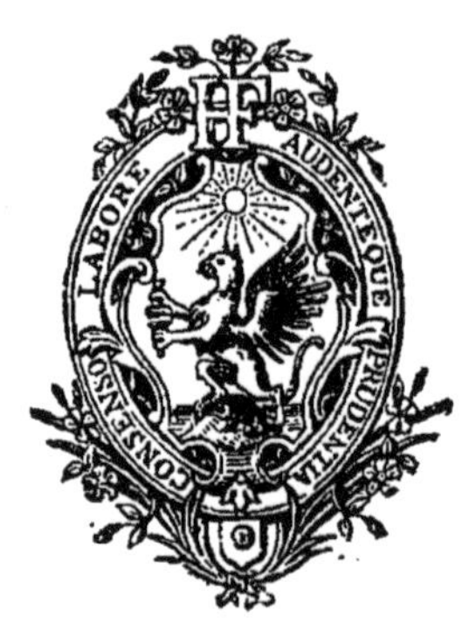

MONTPELLIER
IMPRIMERIE CENTRALE DU MIDI
(HAMELIN FRÈRES)

1896

A LA MÉMOIRE DE MA MÈRE

A MON PÈRE

A MA SŒUR

CLÉMENT CAIREL.

A MES PARENTS ET AMIS

CLÉMENT CAIREL.

A MON PRÉSIDENT DE THÈSE

MONSIEUR LE DOCTEUR CARRIEU

Professeur de Clinique médicale

CLÉMENT CAIREL.

INTRODUCTION

L'étude que nous soumettons aujourd'hui à la bienveillance de nos juges nous a été inspirée par notre maître, M. Carrieu, professeur de clinique médicale.

Durant nos divers stages dans son service, il nous a été permis maintes fois de constater les heureux résultats que donnait le traitement de l'érysipèle par les applications d'ichthyol. C'est peut-être un peu risqué que de venir défendre cette méthode de traitement après la belle découverte du docteur Marmorek. Mais qu'il nous suffise de faire remarquer que la sérumthérapie, qui promet beaucoup, n'a pas encore reçu la sanction de tous les praticiens. M. Bolognesi ne disait-il pas dernièrement : le sérum n'a pas encore fait ses preuves ; il faudrait pour cela qu'il ait guéri les formes graves de l'érysipèle, et qu'on ne comprenne pas dans les statistiques tous les cas, y compris les cas atténués qui guérissent tout seuls.

Comme l'indique le titre de notre travail, nous dirons un mot, dans un chapitre spécial, des principales applications de l'ichthyol.

Que M. le professeur Carrieu reçoive ici l'expression de

notre profonde gratitude pour l'honneur qu'il nous fait en acceptant la présidence de notre thèse.

DIVISION DU SUJET

L'ICHTHYOL

ET SES APPLICATIONS

PRINCIPALEMENT DANS L'ÉRYSIPÈLE

CHAPITRE I

HISTORIQUE

C'est en 1882 que l'ichthyol fut découvert par un chimiste de Hambourg, B. Schrœtter. Il l'avait retiré d'un minéral bitumineux sulfuré découvert à Seefeld, dans le Tyrol autrichien. D'après Frisch, professeur de géologie, cette roche ne serait que le résidu des matières animales décomposées, provenant de poissons et d'animaux marins préhistoriques. Et il base cette opinion sur ce fait, qu'il existe beaucoup de fossiles et d'empreintes de poissons dans cette partie du Tyrol.

Schrœtter faisait distiller le schiste de Seefeld. Il obtenait un produit à odeur désagréable, sur lequel il faisait agir de l'acide sulfurique concentré ; il traitait par la soude, et obtenait enfin le corps auquel il donna le nom d'ichthyol.

Le procédé de Schrœtter a été modifié actuellement. Dans

le *Bulletin de thérapeutique médicale et chirurgicale*, M. Ed. Egasse nous donne la façon de le recueillir : on soumet d'abord au grillage la roche bitumineuse de Seefeld. On obtient de la sorte un corps oléagineux, qui laisse passer 15 pour 100 de 80 à 200 degrés, 50 pour 100 de 200 à 350 degrés, 25 pour 100 à 450 degrés, abandonnant enfin comme résidu 35 pour 100 environ de la quantité primitive. Parmi ces diverses matières, on fait un choix, on prend la partie la plus limpide, sur laquelle on fait agir, comme le faisait Schrœtter, de l'acide sulfurique concentré. Il y a dégagement d'un grande quantité d'acide sulfureux. On neutralise l'excès d'acide par un alcali (potasse, soude, ou ammoniaque), et on a l'ichthyol.

Le premier composé employé dans la thérapeutique était un sulfoichthyolate de soude, et c'est celui qu'employait Unna, le dermatologiste de Hambourg, qui, le premier, fit connaître les bons effets de l'ichthyol. Plus tard, on se servit d'un composé obtenu avec l'ammoniaque, et c'est celui qu'on emploie de nos jours dans toutes les pharmacies.

Composition chimique. — D'après les analyses centésimales de l'ichthyol, faites par Baumann (de Fribourg) et le docteur Schrotten (de Berlin), il résulte que ce corps est très riche en soufre, puisque sa proportion dépasse 15 pour 100. Il lui est si intimement uni, qu'il ne peut en être séparé ni par les solutions alcalines, ni par l'ébullition, mais seulement par une décomposition. Unna a beaucoup insisté sur ce fait : Dans l'ichthyol, dit-il, le soufre se trouve combiné de telle façon qu'on ne peut l'extraire qu'en détruisant la molécule. De plus, d'après Schrotten, le soufre serait ici soluble et absorbable.

Propriétés physiques et chimiques. — Le produit extrait

du schiste bitumineux est un liquide huileux dont la densité est de 0,865. Il bout entre 100 et 125 degrés. M. Ed. Egasse compare son odeur à celle de « l'assa fœtida »; il a une saveur salée, amère et désagréable. Il est miscible en toutes proportions avec les corps gras, lanoline, vaseline. Nous verrons d'ailleurs que c'est sous cette forme qu'il a été le plus généralement employé.

CHAPITRE II

ACTION PHYSIOLOGIQUE DE L'ICHTHYOL

Dans un travail publié en 1886, Unna s'est proposé d'étudier *Ichthyol und Resorcin als repräsentanten der Gruppe reduzierender Heilmittel*, Ichthyol et Résorcine comme représentants du groupe des médicaments réducteurs. Il entend par là les médicaments dont la fonction dominante est de soustraire l'oxygène aux tissus avec lesquels ils sont mis en contact. Ce travail a été résumé par A. Doyon dans les *Annales de syphiligraphie*, et nous y puiserons largement pour étudier l'action physiologique locale et générale de l'ichthyol.

Action physiologique locale. — A. Doyon étudie d'abord l'action sur la peau, puis sur le système nerveux, enfin sur les vaisseaux.

1° Peau. — L'action de l'ichthyol est variable suivant les doses que l'on applique sur la peau. A dose faible, l'ichthyol modifie tout d'abord la couche cornée. Cette couche devient plus épineuse, plus compacte et plus dure. Tandis que la kératinisation gagne très rapidement en profondeur, un grand nombre de cellules non kératinisées s'ajoutent à la couche cornée normale et très probablement sont remplacées par une néoformation de la couche inférieure des cellules épineuses.

Si les doses faibles agissent plus longtemps, la couche cornée se sépare en deux parties : une supérieure morte, plus ou moins foncée, qui correspond à la couche cornée lâche pénétrée par le remède, et une autre de teinte claire qui, sous l'influence du remède, s'est développée de la couche épineuse. La séparation s'achève facilement et la vieille couche cornée tombe sous forme d'une membrane de l'épaisseur d'une feuille de papier.

Unna explique cette kératinisation artificielle par sa théorie de réduction. Il croit, en effet, avoir démontré que le premier effet de la soustraction de l'oxygène sur les épithéliums de la peau consiste en une kératinisation de ces épithéliums, et que, par contre, à chaque kératinisation, une réduction doit être possible, sans cela cette kératinisation n'a pas lieu. Il donne le nom d'expulsion de la couche cornée à l'effet final de la kératinisation forte sous l'influence des substances de réduction.

A doses fortes, l'action de l'ichthyol est d'abord plus rapide. Les mêmes phénomènes se produisent, mais avec une intensité plus grande. La peau se ramollit jusque dans le stroma conjonctif du derme, et il y a parfois une éruption considérable de vésicules, remarquables par l'épaisseur de leur enveloppe cornée. La couche cornée est bientôt soulevée et rejetée sous forme d'une membrane. Ce processus peut durer plusieurs jours et même des semaines sous l'influence de l'ichthyol.

Comment agira l'ichthyol sur la peau non recouverte d'un épiderme intact? S'il y a de l'infiltration, du gonflement, de la tension des tissus, ces phénomènes s'atténuent, puis disparaissent successivement. Il en est de même de la desquamation, du suintement, s'il existe : l'épiderme se reforme, mais il faut surveiller l'action du médicament. Si on l'administrait d'une façon trop intense, il pourrait augmenter l'action de l'inflammation, et on obtiendrait le contraire du résultat désiré. D'une manière générale, on peut dire que moins les tissus renferment de vaisseaux et de nerfs, et mieux ils supportent sans réaction nocive des doses d'ichthyol. Les tissus renfermant beaucoup de sang et d'éléments nerveux doivent être soumis d'abord, avec précaution, à une action faible ; une fois la vésication obtenue, on pourra, sans inconvénients, passer à des doses plus élevées.

2° Action sur les nerfs. — L'ichthyol a peu d'action sur eux ; tout au plus les auteurs ont-ils pu noter un peu de prurit, quelques picotements éprouvés par les malades.

3° Action sur les vaisseaux. — La caractéristique de ce médicament sur les vaisseaux, c'est la constriction qu'il produit, une diminution de calibre très marquée. Cette action n'est point passagère, mais continue, et elle retentit sur toute la portion atteinte du système vasculaire, artères, veines et capillaires. Comment expliquer cette constriction vasculaire ? Unna voudrait voir là encore une action de réduction. Le phénomène serait, dit-il, localisé dans l'endothélium même, qui, accoutumé à recevoir du sang une quantité surabondante d'oxygène, se dessèche et se contracte, quand l'oxygène lui est soustrait du dehors. Que cette action soit complète, par exemple dans l'action forte, et l'épithélium se détruira, se transformera en graisse.

Et il ajoute : Une action faible du médicament produit une action inverse des symptômes d'inflammation, et se traduit par le refroidissement, la désinfiltration, la pâleur et la diminution des douleurs qui peuvent exister accidentellement.

Cette théorie de réduction n'a pas plu à tous les auteurs ; ainsi nous avons pu lire une réfutation de cette théorie par G. Elliot. Ce dernier prétend que la théorie d'Unna est insuffisante pour expliquer les phénomènes que l'on observe. Mais néanmoins il accepte, et cela nous suffit, la constriction vasculaire exercée par l'ichthyol.

Action physiologique générale. — On n'est pas d'accord sur les effets généraux de l'ichthyol. Ainsi, d'après MM. Stocquart et Lenz, on voit que l'ichthyol augmente l'appétit, n'a ni odeur ni goût désagréable, facilite la digestion et provoque chez les malades un certain bien-être.

Bouschoueff et Georges Meyer, au contraire, prétendent qu'il irrite la gorge et provoque des nausées et des éructations. Quelques-uns le vantent comme médicament antidéperditeur (Zugler). Nous ne nous arrêterons pas plus longtemps sur cette action physiologique générale qui ne saurait nous intéresser, et nous passerons de suite aux principaux usages de l'ichthyol en thérapeutique.

CHAPITRE III

DE QUELQUES APPLICATIONS DE L'ICHTHYOL

Vanté par des dermatologistes aussi distingués que Unna et Nussbaum, l'ichthyol devait être bientôt connu de tous les praticiens. Mais la faveur dont il jouit est-elle méritée? Nussbaum nous répond : C'est pour le médicament un malheur qu'il soit recommandé dans tant de maladies. Il semble que l'on veuille en faire un médicament universel, tandis que si l'on étudie la question, on voit que les cas où on le conseille expliquent le succès de cette médication. Toutes les maladies dans lesquelles il se montre utile s'accompagnent d'hyperémie et de dilatation des capillaires. Localement, à l'endroit où la substance touche les capillaires cutanés, elle provoque leur rétrécissement.

Unna a appliqué l'ichthyol dans la séborrhée, dans l'acné. Quand l'ichthyol, ajoute-il, n'aurait d'autre avantage que celui de ne pas attaquer les yeux, comme le font les autres préparations soufrées, sa substitution aux moyens généralement employés aurait déjà une importance considérable dans le traitement de l'acné.

Il a donné des résultats satisfaisants dans les diverses formes d'eczéma, tantôt guérissant complètement les malades, tantôt apportant une certaine amélioration. Dans le lupus, il est l'auxiliaire des autres médicaments.

M. le docteur Scarpa (de Turin) traite les phtisiques porteurs de cavernes par des injections intra-pulmonaires d'ichthyol. L'injection est d'ordinaire suivie d'une réaction fébrile généralement modérée et de courte durée. L'action thérapeutique de ce médicament se manifeste par une diminution progressive de l'expectoration, qui devient de plus en plus muqueuse, les sueurs nocturnes et la fièvre se dissipent, l'appétit et les forces se rétablissent et les signes physiques s'amendent.

Nous ne citons cette action de l'ichthyol que comme mémoire, car nous n'avons aucune expérience à ce sujet.

Les gynécologues ont employé l'ichthyol sous bien des formes différentes. En effet, on s'est servi tantôt de tampons, tantôt de badigeonnages, et enfin d'onguents à la vaseline que l'on étale en frictions sur l'abdomen. Le titre des préparations pharmaceutiques varie beaucoup, suivant le genre d'affections qu'il s'agit de traiter. La forme la plus usitée est cependant la suivante, dont Freund s'est servi chez la majorité des femmes qu'il a soumises à l'ichthyolate d'ammonium : on mélange l'ichthyolate au dixième avec la glycérine neutre, et c'est dans cette solution glycérinée que l'on trempe les tampons ; ceux-ci sont le plus souvent confectionnés avec du coton hydrophile, quelquefois cependant avec de la gaze. On les place au nombre de deux ou trois, de façon à bien combler les culs-de-sac du vagin. On obtient ainsi une action un peu caustique, qui ressemble à celle que détermine la teinture d'iode, quoique moins intense. On voit, au second ou troisième pansement, les exsudats se résorber, la douleur diminuer d'intensité : nous en avons vu de nombreux exemples dans la clinique du professeur Tédenat.

Dans les cas d'endométrite, on a recours à des badigeonnages intra-utérins, après avoir dilaté la cavité cervicale.

Les frictions sur le ventre donnent peut-être moins de résultats dans les paramétrites. Freund leur accorde cependant une certaine action au point de vue douleur.

Dans l'uréthrite, l'ichthyol donnerait aussi, d'après certains auteurs, quelques guérisons. Il combattrait l'uréthrite blennorrhagique, ainsi que les catarrhes primitifs et secondaires de la vessie. Ce médicament agirait à la fois comme microbicide, comme antiphlogistique et comme analgésique. M. le docteur Villette se sert de solutions aqueuses d'ichthyol à 2,5 et 5 pour 100 pour l'urèthre, et à 0,5 ou 1 pour 100 pour la vessie.

Le docteur Iliinsky (de Moscou) a adopté ce mode de traitement, de préférence aux lavages avec des relations antiseptiques ou astringentes, aux instillations intra-uréthrales profondes de nitrate d'argent, etc., moyens qui, d'après lui, ont souvent l'inconvénient d'éterniser la blennorrhagie, en irritant l'urèthre et en favorisant les complications, telles que la prostatite et le catarrhe du col de la vessie.

CHAPITRE IV

DU TRAITEMENT DE L'ÉRYSIPELE

Quand ils abordent le chapitre traitement dans les descriptions de l'érysipèle, les auteurs classiques, qu'il s'agisse de pathologie médicale ou chirurgicale, écrivent comme première phase : il est, croyons-nous, inutile de s'opposer à la marche de l'érysipèle, et le nombre des remèdes qu'on préconise est une preuve de leur inefficacité. Aussi, Trousseau, logique avec cette conception, se contentait-il de faire de l'expectation.

Les cliniciens venus après ce grand maître n'ont pas cru devoir le suivre dans cette voie. On a vanté tour à tour l'huile essentielle de térébenthine, l'antipyrine, le salicylate de soude, les chlorophénols et les bromophénols, l'azotate d'aconitine cristallisé, le sulfate de quinine associé au sublimé. Friedländer tenta sur lui-même une inoculation de streptocoques étendue de dix fois son volume avec un insuccès thérapeutique.

Plus près de nous, nous avons une méthode qui a fait grand bruit, j'ai nommé la découverte du sérum de l'érysipèle. La méthode du docteur Marmorek est encore, ce semble, trop récente pour qu'on puisse l'apprécier à sa juste valeur, et M. Bolognesi, nous l'avons vu, a pu formuler contre elle quelques critiques. Aussi ne trouvera-t-on point étonnant que nous venions préconiser une méthode qui n'a cessé de donner d'excellents résultats dans le service de M. le professeur Carrieu.

Qu'est-ce en somme que la lésion de l'érysipèle ? N'est-ce point celle de toute inflammation et ne peut-elle se résumer en deux mots : présence de microorganismes amenant une exsudation séro-fibrineuse, une diapédèse leucocytaire et la prolifération des cellules fixes.

« Les capillaires sanguins sont dilatés, entourés de leucocytes, diapédésés en abondance, mais jamais ils ne contiennent de microorganismes de fibrine coagulée.

» Au déclin de l'érysipèle, les vaisseaux sanguins reviennent sur eux-mêmes, mais laissent autour d'eux de petites granulations pigmentaires paraissant jaunes verdâtres par transparence. »

Or, n'avons-nous pas appris que l'ichthyol exerçait une action constrictive sur les vaisseaux? Si le calibre des vaisseaux est diminué, on verra forcément s'enrayer les processus inflammatoires.

En outre, les applications d'ichthyol sont très peu douloureuses ; les malades les supportent très bien et elles sont sans danger. Il n'en est point ainsi, par exemple, dans le traitement de l'érysipèle par les injections de sublimé : celles-ci provoquent souvent des phlyctènes et de la pigmentation des tissus.

Par ces applications, la durée de la maladie est abrégée ; nous n'avons, pour nous en rendre compte, qu'à lire nos observations ; les malades, dès le premier ou second badigeonnage, ont éprouvé un mieux sensible, la température s'est abaissée, les surfaces érysipélateuses ont été moins tendues.

On a voulu invoquer enfin — pour expliquer l'action de l'ichthyol — la compression qu'il produit, son pouvoir réducteur énergique et son action parasiticide; ce sont là des hypothèses qui ne reposent sur aucune donnée expérimentale; aussi ne voulons-nous retenir que son action constrictive sur les vaisseaux, ses applications peu douloureuses et la diminution de tension des tissus.

On nous objectera peut-être : Ne faut-il pas faire une restriction et tenir compte, avant d'apprécier l'efficacité réelle d'un médicament, des variétés bénignes de l'érysipèle, qui, quelquefois, s'arrêtent spontanément dans leur évolution? Nous ne le pensons point; nous n'avons, pour cela, qu'à nous reporter à l'observation V, où le malade fit une seconde poussée érysipélateuse avec état général très grave.

Les auteurs ne reconnaissent à l'ichthyol que deux inconvénients : tout d'abord la coloration bariolée et un peu persistante qu'il donne à la peau; le second est son odeur désagréable; or nous savons que, mélangé aux graisses, cette odeur disparaît. Ces deux inconvénients ont une trop minime importance pour songer à suspendre le traitement.

Sous quelle forme ferons-nous ces badigeonnages? M. le professeur Carrieu a recours à la formule suivante, qu'il emploie dans tous les cas :

Ichthyol	4 grammes
Lanoline . . .	āā 15 grammes.
Vaseline . . .	

On obtient de la sorte une pommade brunâtre, sans odeur, que l'on applique avec un pinceau sur la surface érysipélateuse. Au bout de quelques minutes, on a sur la peau un enduit protecteur qui a environ un demi-centimètre d'épaisseur et qui est très adhérent.

Le lendemain, on fait une nouvelle application, en insistant de préférence sur les bords de la lésion et on les continue jusqu'au moment où l'on voit diminuer l'exanthème. Dans beaucoup de cas, on se contente de trois ou quatre badigeonnages.

De nombreux dermatologistes ont confirmé les heureux résultats obtenus par l'ichthyol. Ainsi Klein (de Berlin) dit que l'ichthyol arrête l'érysipèle, abrège sa durée de moitié et atténue sensiblement la gravité.

Von Nussbaum, de son côté, écrit : Dernièrement, j'ai réussi à guérir l'érysipèle d'une manière bien simple et sans douleur. Je n'hésite pas à classer l'ichthyol parmi les remèdes résolutifs et antiphlogistiques ; il anémie et décongestionne les tissus ; évidemment, il ne peut tuer le microbe de l'érysipèle, mais en diminuant le calibre des vaisseaux, et par conséquent la congestion, il offre moins de prise au streptocoque.

M. Hallopeau fut atteint d'érysipèle et il essaya du traitement par l'ichthyol. Il en rend compte en ces termes : La guérison fut complète après deux jours de traitement et trois jours de maladie ; la douleur que provoquent ces applications est très supportable et très passagère.

Devrons-nous nous contenter d'un traitement local ? Nous ne le pensons nullement. Combattre l'infection sur place à l'endroit où elle a envahi l'organisme, tel doit être le premier acte thérapeutique, et il se trouve bien réalisé par l'emploi de la vaseline à l'ichthyol. Mais, de la plaque, le streptocoque a peut-être, dès le début de l'affection, gagné la profondeur, envahi les viscères, et tout à coup éclateront du côté des poumons, du cœur, du cerveau ou de quelque autre organe essentiel à la vie, des accidents redoutables. Il faudra donc en quelque sorte essayer de prémunir l'individu, le rendre moins susceptible d'être attaqué par le microorganisme, en faire en un mot un milieu de culture réfractaire au streptocoque. Si les malades se plaignent de céphalée violente, on aura recours au bromure de potassium. S'il existe de la diarrhée, ou de la septicémie intestinale, on donnera des évacuants qui permettront à l'économie de se débarrasser des menaces d'infection : on prescrira le naphtol ou le salicylate de bismuth, sans oublier un collutoire au borax ou des irrigations dans la bouche, si on y rencontre des fuliginosités, ou si le muguet vient faire son apparition. Autrefois, on donnait d'emblée un purgatif à tout malade qui entrait à l'hôpital avec le diagnostic de l'érysipèle. M. Carrieu ne craint pas de revenir à cette vieille méthode qu'on a peut-être un peu trop laissée de côté.

Les vomitifs et les vésicatoires seront systématiquement repoussés : les premiers, à cause de la réaction déprimante peu compensée par le bénéfice de l'évacuation, et les seconds, dans la crainte qu'un nouvel érysipèle ne se produise au niveau de la surface dénudée.

Les malades recevront une alimentation qui sera variable, suivant les phases de la maladie : au début, l'alimentation sera exclusivement liquide (bouillon, lait, limonade vineuse) ; quand la température sera abaissée, on donnera des potages et des œufs, sans oublier les toniques. On surveillera aussi le cœur et le rein. Disons enfin que, dans certains cas exceptionnellement graves, on pourra avoir recours aux bains froids, selon la méthode de Brand. MM. Le Gendre et Beaussenet pensent en effet que les résultats sont alors comparables, sinon analogues, à ceux que l'on observe dans la fièvre typhoïde.

CHAPITRE V

OBSERVATIONS

Observation I

(Les observations 1, 2, 3 sont dues à l'obligeance de notre ami Teissier, interne du service.)

E... (Marie), domestique, entre au pavillon des contagieux le 30 décembre 1895.

Le père est mort tuberculeux ; la mère se porte très bien.

La malade a déjà présenté deux poussées d'érysipèle. Elle a ressenti, il y a deux jours, un malaise généralisé, accompagné de petits frissons. Dans la journée d'hier, elle a remarqué que son nez gonflait ; la fièvre a apparu dès le soir même, en même temps que de la céphalée.

État actuel. — Nous constatons une tuméfaction occupant le nez, les joues et la partie inférieure du front. Toute cette partie tuméfiée est entourée d'un bourrelet très sensible. La langue est sale ; il y a de la constipation datant de trois jours ; quelques vomissements. La température est de 38°8.

On donne un purgatif, et on fait des applications de vaseline ichthyolée.

31 décembre. — La plaque érysipélateuse s'est étendue ; la température a augmenté et atteint 39 degrés. La malade est, de plus, fortement affaissée; nouvelles applications d'ichthyol.

4 janvier. — On aperçoit le bourrelet dans la région pariétale gauche. L'état général est stationnaire. T.: 38°5.

5. — Amélioration notable; la température est de 37°5. L'érysipèle est arrêté dans son évolution. Les plaques érysipélateuses de la face s'affaissent et la desquamation apparaît.

10 — La malade, quoique encore bouffie, est en voie complète de guérison.

Le 29 elle sort guérie.

Observation II

B... (Louis), soldat au 2e génie, entre le 24 janvier 1896 au pavillon des contagieux.

Rien de particulier à signaler du côté des antécédents héréditaires ou personnels.

Depuis quelques jours, il avait dans le sourcil droit une petite plaie suppurée, suite de furoncle. Dans la soirée du 22 janvier, c'est-à-dire deux jours avant son entrée à l'hôpital, il est pris d'un gros frisson. T.: 39°. En même temps, tout le sourcil droit et les parties avoisinantes deviennent le siège d'un gonflement très douloureux.

Au moment de son entrée à l'hôpital, nous constatons chez lui une tuméfaction occupant toute la partie gauche du front, les régions temporale, palpébrale et génienne, et s'étendant jusque dans le cuir chevelu. Au centre de cette partie tuméfiée, se trouvent deux grosses phlyctènes. Les limites sont formées par un bourrelet très saillant.

La langue est large, saburrale. Vomissements, constipation. Céphalée très intense. T.: 39°2.

On prescrit un purgatif, et on couvre la plaque érysipélateuse d'une épaisse couche de vaseline ichthyolée.

Le lendemain, la température est de 38°6. La plaque ne s'est pas étendue. On continue le même traitement.

Les jours suivants, l'érysipèle ne s'étend pas ; au contraire, il paraît définitivement enrayé. Les phlyctènes ont crevé et dessèchent très rapidement. Au bout de six jours, la desquamation apparaît, et la guérison complète a lieu après douze jours de traitement.

Le malade est retenu à l'hôpital par une iritis qui s'était manifestée au huitième jour de la maladie et qui a été rebelle à tous les traitements. Au début, on a employé les instillations d'atropine, et plus tard des instillations d'ésérine, avec des applications d'onguent mercuriel dans la région périorbitaire, dès que les phlyctènes et la rougeur ont disparu.

Le malade sort complètement guéri le 25 mars.

Observation III

B... (Lucien), soldat au 2e génie, entre au pavillon des contagieux le 21 janvier 1896.

C'est un tempérament lymphatique et scrofuleux. Il a eu, étant tout jeune, des croûtes nombreuses au nez et aux oreilles, et il porte des écrouelles le long de la partie horizontale droite du maxillaire inférieur. Il a présenté plusieurs poussées d'érysipèle, qui toutes, d'ailleurs, ont été très bénignes.

Il y a deux ou trois jours, sans cause appréciable, il a ressenti à la racine du nez une démangeaison désagréable. Dès le lendemain, il s'est aperçu d'une enflure occupant tout le nez et s'étendant sur la partie interne des joues. En même temps on constate à l'infirmerie une température de 38°5.

État actuel. — Le nez et les joues sont le siège d'une tuméfaction à rébords saillants. État saburral assez prononcé et constipation. Température : 38°. Purgatif et applications de vaseline ichthyolée.

Le 22 janvier, au matin, la température et de 37°9. L'érysipèle paraît peu grave et n'a aucune tendance à l'extension.

Six jours après, toute fièvre a disparu. L'état général est on ne peut plus satisfaisant, l'érysipèle est complètement guéri.

Observation IV

(Service de M. le professeur Carrieu)

M... (Marie), vingt-trois ans, femme de chambre, entre dans le service le 21 mars avec le diagnostic d'érysipèle de la face.

Elle présente un tempérament lymphatique : elle est bouffie, a des ganglions engorgés au cou et des croûtes à la face et à la tête.

Le début de la maladie remonte à trois jours ; elle a ressenti des frissons, une céphalée intense et a présenté à ce moment-là des vomissements. Elle s'est aperçue, dès le lendemain, de la tuméfaction de son nez.

A l'heure actuelle, le nez et les joues sont tuméfiées, et cette tuméfaction est limitée par le bourrelet caractéristique. État saburral très prononcé, constipation opiniâtre. La température est de 38°.

On ordonne un purgatif et des applications de vaseline et lanoline à l'ichthyol. Le lendemain l'érysipèle n'a fait aucun progrès, et la malade se sent mieux.

Les jours suivants l'amélioration va en augmentant, et au bout de quatre jours la desquamation apparaît.

La malade sort guérie le 5 avril.

Observation V

(Service de M. le professeur Carrieu)

Iss... (Pierre), âgé de onze ans, entre dans le service le 3 décembre 1894.

Le père est mort aliéné; la mère est morte d'affection pulmonaire (?).

L'enfant n'a jamais été malade, mais a présenté, étant tout jeune, de nombreuses croûtes au nez et aux oreilles; c'est un gros lymphatique.

La maladie actuelle a débuté, il y a trois jours, par un frisson intense, suivi de chaleur et de sueurs. Le visage s'est tuméfié dès le lendemain; cette tuméfaction a commencé par l'aile droite du nez, où existait déjà depuis quelques jours une écorchure traumatique.

A son entrée à l'hôpital, nous constatons une tuméfaction occupant le nez et les joues, et limitée par un bourrelet bien net. La langue est saburrale, il y a encore anorexie et constipation opiniâtre. La température est de 38°.

On prescrit un verre d'eau de Sedlitz et des applications de vaseline à l'ichthyol.

Les jours suivants, la température baisse, la tuméfaction disparaît, et fait place à la desquamation. Dès le cinquième jour, l'enfant se lève, paraissant complètement guéri.

Le 12, nouvelle poussée d'érysipèle. Frisson très intense, suivi d'une élévation de température (39°5). Dès le lendemain, tuméfaction du nez et de la joue gauche. Purgatif et applications de vaseline ichthyolée.

Le 13, la tuméfaction a atteint l'oreille gauche. Le malade se plaint d'insomnie et de céphalée. La température est de 39°.

Les jours suivants, la tuméfaction s'étend de gauche à droite à travers le cuir chevelu. Délire, vomissements. Pouls dépressible et fréquent. La température oscille entre 39°5 et 40°. L'état du malade paraît désespéré. On continue les applications d'ichthyol.

Le 20, amélioration notable ; les phénomènes généraux ont diminué d'intensité. Les plaques érysipélateuses occupent seulement l'oreille gauche et la joue gauche.

Le 25, la fièvre est tombée. La desquamation de la face commence.

Le 10 janvier, l'enfant sort guéri.

Observation VI

(PERSONNELLE)

R.... (Jacques), courtier en vins à M..., éprouve un violent frisson après une course en bicyclette, le 20 mars 1896. Il rentre chez lui, et se plaint aussitôt de maux de tête et d'un point de côté ; les vomissements ne tardent pas à apparaître. Le pharmacien, appelé en notre absence, songe à une pneumonie et fait appliquer immédiatement de la teinture d'iode sur le thorax, et deux vésicatoires en arrière.

21. — Nous nous rendons auprès du malade, le point de côté persiste, mais on ne trouve rien à l'auscultation. En l'examinant plus attentivement, on aperçoit sur l'aile du nez et au pourtour de l'œil un peu de rougeur et de la tuméfaction, ce qui nous fait penser à un érysipèle. Température, 39°5.

22. — Plus de doute, la rougeur et la tuméfaction ont augmenté. Les phénomènes généraux sont très graves. Température, 39°5 ; il y a de l'albumine dans les urines et le malade qui se plaint de céphalalgie est très abattu. Pas de délire. Applications d'ichthyol sur les parties tuméfiées, et potion à la kola et coca.

23. — Le malade a eu du délire toute la nuit. La face est prise en sa totalité, ainsi qu'une partie du cuir chevelu. Il se plaint d'une diarrhée assez abondante : le foie est légèrement augmenté de volume ; il existe une teinte subictérique des conjonctives.

24. — Délire durant toute la nuit, et une syncope. On donne de la caféine, tout en continuant la potion à la kola, et les applications d'ichthyol. Le cuir chevelu est pris en entier, et le malade souffre horriblement. Les ganglions sous-maxillaires sont volumineux et douloureux. L'albumine persiste en petite quantité. Température, 39°.

25. — Les phénomènes locaux et généraux s'amendent. L'albumine a disparu. Le malade a pu reposer une partie de la nuit, le pouls est meilleur.

26. — Le malade va mieux ; la caféine est supprimée et la desquamation commence.

28. — Le malade commence à se lever.

Nous le voyons quelques jours après complètement guéri.

Observation VII

(PERSONNELLE)

P.... (Marie), repasseuse, nous fait appeler auprès d'elle le 2 février 1896. La veille au soir, elle a eu un tout petit frisson, accompagné de céphalalgie et de vomissements.

Nous constatons à notre arrivée une tuméfaction de la joue gauche, tuméfaction d'ailleurs peu douloureuse. La malade a fait elle-même son diagnostic ; elle nous apprend, en effet, qu'elle a eu onze poussées d'érysipèle, toutes bénignes. Elle a remarqué que ces attaques coïncidaient généralement avec ses périodes menstruelles.

Après les premières applications d'ichthyol, la rougeur de la surface érysipélateuse disparaît. Le pouls est bon et la malade ne veut pas garder le lit.

Nous avons vu cette malade quelques jours après, complètement guérie ; mais ce qui nous a paru intéressant (et c'est à ce titre que nous publions cette observation d'érysipèle bénin), c'est la tuméfaction persistante et régulière de la fièvre que présentait notre malade. La peau était notablement épaissie. La partie tuméfiée ne gardait pas l'empreinte du doigt et présentait une coloration rose vif permanente, qui nous a permis de le distinguer de l'aspect blafard et tuméfié des albuminuriques.

Observation VIII

(Prise dans le service de M. Carrieu, par M. Cheinisse, interne, 1er pavillon, salle Velpeau, n° 2.)

Érysipèle. — Récidive avec phénomènes généraux peu marqués. — Hyperthermie durant trois jours. — Deux badigeonnages de gaïacol. — Première poussée, il y a sept mois, beaucoup plus intense.

La nommée E... (C.), âgé de cinquante ans, détenue à la maison centrale de Montpellier, est envoyée à l'hôpital Suburbain, dans le service de M. Tédenat, le 22 décembre 1894, pour prolapsus génital.

Cette femme allait subir une opération, lorsque, le 30 décembre au soir, elle fut prise tout d'un coup d'une céphalalgie très violente, d'éternuement et de battements dans les tempes. Le lendemain matin, une plaque érysipélateuse apparaissait au niveau de l'oreille droite et la malade passa dans le service de M. Carrieu, 1er pavillon des contagieux.

La température a été ce jour (31 décembre) : matin, 38°; soir 38°1.

1er janvier.— Nous voyons la malade pour la première fois : presque toute la moitié droite de la face est envahie, la peau y est œdématiée, rouge et douloureuse à la pression ; la rougeur est limitée en bas par un bourrelet très saillant qui s'arrête au sillon naso-génien auquel il est parallèle. En haut, les paupières de l'œil droit sont fortement tuméfiées, la peau du front et une partie du cuir chevelu sont envahis. La malade se plaint du mal de tête et de douleurs excessivement vives dans l'oreille droite ; le pavillon de l'oreille est rouge, luisant, la peau y est très tendue et la douleur à la pression très prononcée. Engorgement des ganglions sous-maxillaires des deux côtés. La malade a passé une très mauvaise nuit, a souffert beaucoup. Elle a vomi deux fois vers le matin et a de la diarrhée depuis hier soir.

Langue saburrale. Pouls à 100, peu résistant. T. : matin, 38°8. Rien du côté du cœur, rien aux poumons. On prescrit un badigeonnage de gaïacol (0,50 centigr.) au pli de l'aine. Lait. Localement, applications de la pommade à l'ichthyol.

2. — Le côté droit du visage se trouve un peu dégagé ; mais tout le cuir chevelu est pris ; le bourrelet descend du front sur la racine du nez et se prolonge de là en ligne oblique sur la joue et l'oreille gauche qui est aujourd'hui plus prise que celle de droite. La malade arrive à peine à ouvrir ses yeux : tuméfaction énorme des paupières, plus marquée à gauche. Elle a eu hier soir 39°5, s'est sentie un peu mieux après le badigeonnage de gaïacol, n'a pas eu de frissons. Ce matin, 37°6 seulement. La diarrhée continue, mais les vomissements se sont arrêtés. Continuer même traitement.

Le soir, la température est à 37°7, on fait un badigeonnage de gaïacol (0,50 centigr.) et application d'ichthyol.

3. — La malade va bien mieux, elle a passé une bonne nuit, ne souffre plus. La rougeur de la face persiste encore, mais le bourrelet a complètement disparu.

La température est de 36°7 seulement ; on supprime les badigeonnages de gaïacol et l'on ne maintient que la diète.

Le soir, 36°8.

4. — T. : 36°1. La malade va bien. Bouillon, œuf, élixir de Garus.

7. — La peau se desquame. La malade va très bien, mange avec appétit.

10 soir. — On voit encore la desquamation de la peau qui est surtout marquée au niveau des oreilles. Toute la partie de la face qui a été envahie par le mal se distingue encore par sa rougeur uniforme, marquée dans quelques endroits par

des squames blanchâtres; la rougeur est limitée par les deux sillons naso-géniens au-dessous desquels la peau est restée blanche.

Dans le passé pathologique de la malade, on note au point de vue des maladies infectieuses la variole dans l'enfance, et — chose plus importante — une poussée d'érysipèle de la face au mois de mai dernier, poussée qui, au dire de la malade, a été beaucoup plus intense que celle à l'évolution de laquelle nous venons d'assister; la première poussée a été, en effet, marquée par une fièvre plus forte avec angine, gonflement arrivant jusqu'au cou, et finalement, adénites cervicales suppurées qui ont été incisées par M. le professeur Hamelin. La malade présente une série de cicatrices le long de son sterno-cléido-mastoïdien gauche. Elle est restée alitée pendant un mois lors de cette première poussée.

Observation IX

(Recueillie dans le service. — Résumée)

Érysipèle de la face, très grave, avec perte de connaissance et tendance syncopale.

V... (Henri), 2ᵉ génie, vingt-quatre ans, entre à l'hôpital le 20 février 1894 pour un érysipèle de la face qui a débuté il y a quatre jours. L'érysipèle semble être parti du nez dont la muqueuse est croûteleuse; il a gagné toute la partie droite de la face, ne respectant que les paupières; il a fait ensuite tout le tour du cuir chevelu.

A ce moment (20 février), l'état général du malade est assez inquiétant, la température est à 40°. L'anémie cérébrale est profonde; le malade, sans connaissance, délire tranquillement jour et nuit. Cette perte de connaissance persiste cinq jours; mais, alors que les trois premiers jours la température était comprise entre 39° et 40°, le 23 février le thermomètre descend à 36°1 le matin, et 35°6 le soir. Pour prévenir la syncope cardiaque imminente, on ne cesse de réchauffer le malade par des bouillottes, du punch, et l'on fait de nombreuses injections de caféine.

24. — La tendance à la réaction se montre. T. : matin, 36°; soir, 36°5. Le délire a disparu, mais l'adynamie est complète.

25. — T. : 36°7 et 37°. A partir de ce moment, l'amélioration continue; il n'y a plus de fièvre et le pouls récupère peu à peu son énergie.

Localement, l'érysipèle évolue sans anomalie. On ne cesse d'appliquer la pommade à l'ichthyol prescrite dès le premier jour. Régime reconstituant et toniques divers.

10 mars. — L'érysipèle est complètement guéri. Malgré sa gravité, il n'y a pas eu de complications organiques.

CONCLUSIONS

De l'ensemble des faits qui précèdent on peut donc déduire les données suivantes :

1° L'ichthyol est un médicament sulfureux, miscible avec les corps gras;

2° C'est un remède résolutif et antiphlogistique puissant : il anémie et décongestionne rapidement tous les tissus (Unna);

3° Il donne d'excellents résultats dans le traitement de l'érysipèle, dont il abrège la durée et diminue les douleurs.

BIBLIOGRAPHIE

Brunn. — Therap. Monat., mai 1889.

Chéron (Paul). — Les principaux emplois de l'ichthyol (Union médicale, 1er janvier 1889).

Damiens. — Thèse de Paris, 1892-1893.

Dujardin-Beaumetz. — Dict. de thérap.

Egasse (Ed.). — Bull. gén. de thér. médicale, 30 juillet et 15 août 1891.

Gazette de hôpitaux, 1893.

Juhel-Rénoy et Bolognesi. — Bull. de thérap., 30 janvier 1895.

Klamann. — Allg. med. centr. Zeit., 26 mars 1887.

Lartigau. — L'ichthyol (Gaz. des hôpitaux, 17 février 1887).

Le Gendre et Beaussenet. — Sem. médicale, 1893.

Lorenz. — Ichthyol (Ann. de dermatologie, 1886).

Meyer (Georg.). — Zur Wirkung des Ichthyol (Hayem, 1889).

Nussbaum (de Munich). — Sur l'adm. interne de l'ichthyol (Therapeutisch. Monatshefte, 1888, n° 1. — Bull. général de thérap. médic. et chirurg., docteurs Rubens, Hirschberg et A. Bœkler.

Orlanducci. — Thèse de Paris, 1892-1893.

Unna (P.-G.). — De l'ichthyol et de la résorcine comme représentants du groupe des médicaments réducteurs (Étude dermatolog. 1886, fascicule 2. Annales de dermatolog., 1887). — Sur les vernis à l'ichthyol (Revue de Hayem, 1891).

Zugler. — Gaz. hebd. de médecine et de chirurgie, 1887.

www.ingramcontent.com/pod-product-compliance
Ingram Content Group UK Ltd.
Pitfield, Milton Keynes, MK11 3LW, UK
UKHW021025200726
13857UKWH00004B/1600

9 782012 866492